歯医者に聞きたい 妊産婦のお口のケア

著　田村 文誉
代田 あづさ
児玉 実穂
鈴木 麻美

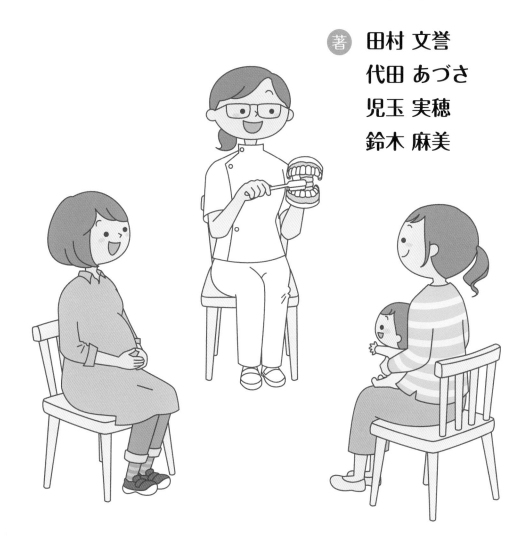

一般財団法人 口腔保健協会

はじめに

　妊娠・出産は素晴らしいライフイベントです。その間、お母さんの体や心は大きく変化し、いろいろ大変なことも出てくるでしょう。そのような中で、歯が痛い、歯ぐきが腫れた、口の中にできものができた、など、歯科医院に行かなくてはならない状況がやってくるかもしれません。しかし、妊娠中はつわりや体のむくみなどで外出がままならなかったり、あるいは「この時期に歯の治療って大丈夫なのかしら？」と不安になったりして歯科医院への足が遠ざかってしまうことがよくあります。また、出産後は一日中続く授乳やおむつ替えなど、育児が忙しくて歯科医院に行っている暇はなくなってしまうかもしれません。

　歯科医院は痛い治療をするところ、お腹の中の子どもへの影響が心配な治療をするところ、といった不安があっては、お母さん自身の口腔の健康を守ることはできません。生まれてくる子どもの口腔の健康は、お母さんの健康と密接なつながりがあります。妊娠中、そして産後は子どもと一緒に、定期的に歯科医院を受診していただくことが大切です。う蝕や歯周病になる前から、予防を中心とした歯科医療を受けることで、お母さんと子どもの口腔の健康を守ることができます。

　そうはいっても、やっぱり歯科医院に行くことは不安……と迷うこともあるかもしれません。そこで本書では、妊娠中や産後に安心して歯科治療を受けていただけるよう、これまでお母さんたちから寄せられた質問や疑問をもとに、解説をいたしました。本書を活用してただくことにより、多くのお母さん達が健康なお口で出産を迎え、新たな命を育むためのお手伝いができればと願っています。

田村　文誉

目 次

はじめに

1 妊婦さんに必要な栄養

　妊娠中は、赤ちゃんの発育のためと、お母さんの健康を維持するための、エネルギー・栄養素の両方が必要です。また、必要なエネルギー・栄養素は妊娠の時期（妊娠時の年齢と妊娠の初期・中期・後期・出産後）によって変わりますので、妊娠中の体重管理や栄養摂取について知っておく必要があります。

1 体重管理

　妊娠中の体重管理はとても大切です。栄養をとりすぎても（肥満）、足りなくても（やせ）、お母さんと赤ちゃんに影響を及ぼすことがあります。

1 肥満によるリスク

　お母さんが妊娠前に肥満であった場合や、妊娠中に急に体重増加が過剰にある場合には、妊娠性高血圧症候群、妊娠糖尿病、微弱陣痛、早産などのリスクが高くなります。

妊娠前から肥満

過剰な体重増加

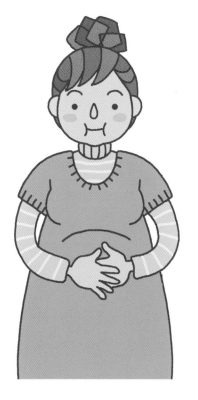

妊娠性高血圧症候群
妊娠性糖尿病
微弱陣痛
早産
　　　のリスク⬆

2 やせによるリスク

　お母さんの体重が低体重（やせ）である場合や、お腹の中で赤ちゃんが大きく育たなかった場合（子宮内胎児発育遅延）では、低出生体重児となるリスクが高まります。お母さんが太りたくないからと食事を制限すると、お腹の中の赤ちゃんに栄養が行き届きません。

　胎児期の低栄養が生活習慣病の素因を作るというFOAD説があります。FOAD説とは、成人病胎児期起源説（fetal origins of adult disease）のことです。赤ちゃんがお母さんのお腹の中で（胎児期）、長期にわたって低栄養状態になると、出生後の将来、生活習慣病（メタボリックシンドローム）になりやすくなるのです。特に、2型糖尿病や血管障害との関連が強いとされています。

※本書は生まれる前の赤ちゃん：胎児、生まれた後の赤ちゃん：赤ちゃんとしておりますが、本章では全て "赤ちゃん" としています。

お母さんが低体重

赤ちゃんが
大きく育たない

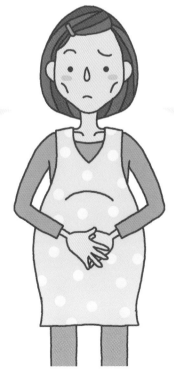

低出生体重児のリスク ↑

胎児期の
長期の低栄養は
赤ちゃんが将来、
生活習慣病に
なりやすくなる

3 体重の維持

　妊娠する前のBMI（身長と体重から算出される体格の指標）や、妊娠してからの1週間ごとの体重増加量をチェックしましょう。特に、妊娠後期の体重増加には気を付けましょう（6頁参照）。

表　妊娠中の推奨体重増加量

	低体重（やせ） 18.5未満	ふつう 18.5〜25.0未満	肥満 25.0以上
体格区分 （BMI）			
1週間あたりの 推奨体重増加量 （妊娠中〜後期）	0.3〜0.5Kg／週		個別対応
推奨体重増加量 （全妊娠期間）	＋9〜12kg	＋7〜12kg*	個別対応**

＊BMIが"低体重（やせ）"に近い場合は推奨体重増加量の上限に近い範囲、"肥満"に近い場合は下限に近い範囲を目指す。

＊＊BMIが25.0をやや超える程度の場合は、おおよそ5kgを目安とし、著しく超える場合は、他のリスク等を考慮しながら、臨床的な状況をふまえ、個別に対応していく。

（厚生労働省：「妊産婦のための食生活指針；妊娠期の至適体重増加チャート」. 2006）
（医学情報科学研究所編：「病気がみえる Vol.10 産科 第2版」, メディックメディア, 72頁より改変して転載）

4 エネルギー所要量

　お母さんの年齢や妊娠時期、日ごろの活動量によって、1日に必要なエネルギー所要量は異なります。

　活動量が普通の人を基準にすると、妊娠していない時では、18〜29歳では2,000kcal、30〜49歳では2,050kcalが必要なエネルギー所要量です。それにプラスして、妊娠初期では50kcal、妊娠中期では250kcal、妊娠後期では450kcal、出産後の授乳中では350kcalが必要になります。

（日本人の食事摂取基準2020年版：https://www.mhlw.go.jp/stf/seisakunitsuite/bunya/kenkou_iryou/kenkou/eiyou/syokuji_kijyun.html）

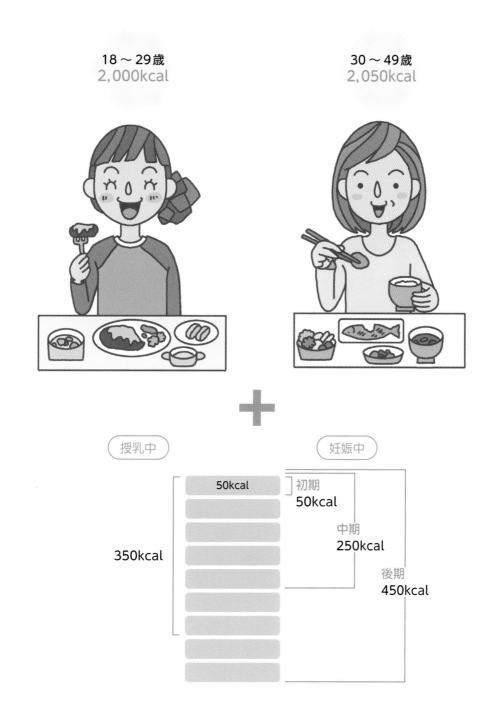

18〜29歳
2,000kcal

30〜49歳
2,050kcal

＋

授乳中

妊娠中

350kcal

50kcal

初期
50kcal

中期
250kcal

後期
450kcal

② 栄養について

1 栄養素

a. 妊娠初期（0〜15週）

　妊娠したらすぐにたくさんの栄養素をとらないといけないかというと、そうではありません。妊娠初期は、赤ちゃんはまだお母さんからの栄養をあまり必要としていないので、普通に食事をしていてよいのです。

　ただし、つわりがひどいと脱水になる恐れがあるので、水分はよくとるようにしましょう。

b. 妊娠中期（15〜27週）

　胎盤を作るための血液が必要となるので、鉄分やビタミンを多くとりましょう。また、赤ちゃんの骨や筋肉の成長のため、カルシウムやたんぱく質もとる必要があります。

　ただしこの頃はつわりも治まり、急激に食欲が出てくるので、カロリーのとりすぎには注意が必要です。

c. 妊娠後期（27週以降）

　赤ちゃんの成長が急速に進むため、バランスのよい食生活を心がけましょう。赤ちゃんが大きくなるにつれて胃が圧迫され、一度にたくさん食べられなくなります。少しずつ、こまめに食事をすると良いでしょう。

　妊娠後期は合併症が起こりやすい時期でもあります。栄養素の摂取量や種類に偏りがないように注意しましょう。

妊娠時期

0週

初期

今までどおりの
食事でも
よいです

水分を
しっかり
とりましょう

15週

中期

赤ちゃんの
発育のために
しっかり
食べましょう

27週

後期

胃が圧迫されて
苦しくなるので
少しずつ頻回に
食べましょう

（医学情報科学研究所編：病気がみえる Vol.10 第2版、メディックメディア, 2009, 73. より改変して転載）

2 栄養のとり方

　どのように栄養をとればよいかは産婦人科の先生、助産師や、各地域保健センターの保健師に相談するとよいでしょう。厚生労働省のホームページでも、妊娠中の食事に関するページがありますので参考にして下さい。

厚生労働省「妊娠中と産後の食事について」
(https://www.mhlw.go.jp/seisakunitsuite/bunya/kodomo/kodomo_kosodate/boshi-hoken/ninpu-02.html)

3 必要な栄養素の代表

a. 葉酸

　葉酸はDNAの合成に欠かせない水溶性ビタミンです。妊娠初期の赤ちゃんの発育（特に妊娠7週頃まで）にとても大切です。妊娠の可能性がある場合には、毎日0.4mgをとるようにしましょう。飲酒は、葉酸の吸収や代謝を妨げるので控えましょう。

　葉酸のとり過ぎによるリスクはありません。

　不足した場合には、お母さんには貧血や免疫機能低下など、赤ちゃんには神経管閉鎖障害（二分脊椎）や無脳症のリスクがあります。

表　葉酸の食事摂取基準（μg/日）

	推定平均必要量	推奨量	耐容上限量
18～29歳	200	240	900
30～49歳			1000
妊婦付加量	＋200	＋240	－
授乳婦付加量	＋80	＋100	

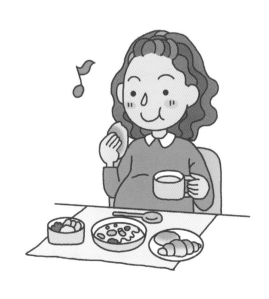

1　妊婦さんに必要な栄養

2　妊婦さんは歯の病気になりやすい

3　歯周病から赤ちゃんを守れ

4　歯科検診のすすめ

生まれる前に歯を治しておこう

産後こそケアを

丁寧なケアが難しい時のお手入れ

b. たんぱく質

たんぱく質は赤ちゃんの身体を作るために必要な栄養素です。

とりすぎの場合、お母さんには妊娠性高血圧症候群のリスクがあります。

不足した場合、赤ちゃんには低出生体重児のリスクがあります。

表 たんぱく質の食事摂取基準
（推定平均必要量・推奨量：g/日、目標量（中央値）：%エネルギー）

	推定平均必要量	推奨量	目標量
18～29歳	40	50	13～20（16.5）
30～49歳			
妊婦付加量 初期 中期 後期	＋0 ＋5 ＋20	＋0 ＋5 ＋25	－
授乳婦付加量	＋15	＋20	

c. ビタミンA

ビタミンAは赤ちゃんの皮膚や粘膜を作るのに必要な栄養素です。

とりすぎの場合、お母さんには頭痛や脳圧亢進、めまいなど、赤ちゃんには口蓋裂や水頭症などの催奇形のリスクがあります。

不足した場合、お母さんには夜盲症や易感染状態が、赤ちゃんには成長不良、骨・歯の発育不良のリスクがあります。

表 ビタミンAの食事摂取基準（μgRAE/日）

	推定平均必要量	推奨量	耐容上限量
18～29歳	450	650	2,700
30～49歳	500	700	
妊婦付加量 初期 中期 後期	＋0 ＋0 ＋60	＋0 ＋0 ＋80	－
授乳婦付加量	＋300	＋450	

d. カルシウム

　カルシウムは赤ちゃんの骨や歯を作るのに必要な栄養素です。お母さんがとったカルシウムは赤ちゃんに貯蓄されるので、お母さんの骨量は生理的に低下します。また出産後の母乳の授乳によってもお母さんの骨量は減少しますが、授乳が終わって半年くらいすると骨量は回復します。妊娠中はカルシウムの吸収率が上がっているので、通常は余分にとる必要はありません。ただし、妊娠高血圧症候群など、胎盤機能が低下している場合は、多目にとるように心がけましょう。また、日本では日ごろからカルシウムの摂取量が少ない人が多いとされているので、妊娠中はカルシウムの摂取を積極的に行う方がよいでしょう。

　とり過ぎによるリスクはありません。

　不足した場合、お母さんには低カルシウム血症、けいれん、骨粗鬆症などのリスクがあります。

表　カルシウムの食事摂取基準（mg/日）

	推定平均必要量	推奨量	目安量	耐容上限量
18 〜 29歳	550	650	−	2,500
30 〜 49歳				
妊婦付加量	+0	+0	−	−
授乳婦付加量				

e. ビタミンD

　ビタミンDはカルシウムの吸収を促進する効果があります。紫外線によって活性化されるので、妊娠中は日光浴をすることも大切です。

　とり過ぎの場合、お母さんでは高カルシウム血症や腎障害が、赤ちゃんでは成長遅延や骨格形成異常（初期）のリスクがあります。

　不足した場合、お母さんでは骨粗鬆症や初期の妊娠高血圧症候群が、赤ちゃんではくる病や骨形成不全のリスクがあります。

表　ビタミンDの食事摂取基準（μg/日）

	目安量	耐容上限量
18 〜 29歳	8.5	100
30 〜 49歳		
妊婦	8.5	−
授乳婦		

f. 脂質

　アラキドン酸やDHAは、赤ちゃんの神経組織を構成する重要な脂質です。不飽和脂肪酸である、n-3系脂肪酸（α-リノレン酸、EPA、DHAなど）をとるようにしましょう。また、脂質はビタミンAやビタミンDなど、脂溶性ビタミンの吸収を助けます。

　とり過ぎの場合、お母さんの肥満につながります。

　不足した場合、赤ちゃんの早産や低出生体重児のリスクがあります。

表　脂質の食事摂取基準
（脂質の総エネルギーに占める割合（脂肪エネルギー比率）：％エネルギー）

	目安量	目標量（中央値）
18～29歳	－	20～30（25）
30～49歳		
妊婦	－	20～30
授乳婦		

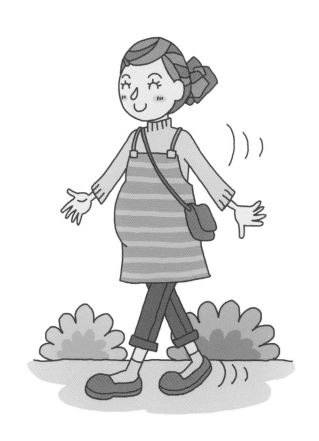

g. 鉄

　妊娠すると、生理的に鉄分の需要が増加します。また赤ちゃんの成長にともなって、鉄分の需要は増えていきます。鉄分が不足した場合には、サプリメントや鉄材も利用しましょう。ビタミンCをとることで、鉄の吸収が促進されます。一方、紅茶、緑茶、烏龍茶、コーヒーなどのタンニンを含んでいる飲み物は、鉄の吸収を阻害されてしまうため、とり過ぎないようにしましょう。

　鉄分のとり過ぎによるリスクはありません。

　不足した場合、お母さんの鉄欠乏貧血のリスクがあります。

表　鉄の食事摂取基準 (mg/日)

	月経なし		月経あり		
	推定平均必要量	推奨量	推定平均必要量	推奨量	耐容上限量
18〜29歳	5.0	6.5	8.5	10.5	40
30〜49歳	5.5	6.5	9.0	10.5	40
妊婦付加量 初期 中期・後期	+2.0 +8.0	+2.5 +9.5	− 	− 	−
授乳婦付加量	+2.0	+2.5			

＊各表のデータは「日本人の食事摂取基準2020年版」
(https://www.mhlw.go.jp/stf/seisakunitsuite/bunya/kenkou_iryou/kenkou_eiyou/
syokuji_kijyun.html) より引用

4　妊娠中に控えた方が良い嗜好品

　タバコ、アルコール、カフェインなどの嗜好品は、赤ちゃんの流産や早産、低出生体重児、先天異常などへの影響があるとされます。特にたばこはお母さんだけでなく、配偶者など側にいる人からの副流煙の影響も受けます。

2 妊婦さんは 歯の病気になりやすい

　妊娠により、口腔環境が変化し、歯や歯肉の状態が悪化するケースが多くみられます。それは何故かについて説明していきます。

1 口腔環境が悪化する要因

　妊娠により、少しずつお腹が大きくなるだけでなく、妊婦さんの身体は大きく変化します。つわりで体調が悪くなったり、食べ物の好みが変わったり、体脂肪率が増えたり、足がむくんだり、血圧や血糖値が上がりやすくなったりと、いろいろな身体の変化が起こります。

　口腔内の変化としては、歯肉の発赤・腫脹、口のネバネバ感など、ホルモンバランスの変化や免疫反応の変化などの影響を受けます。さらに、つわりによる嘔吐、食事回数の増加など食生活の変化や、口腔ケアが十分行えないことによって口腔内の酸性化が進んで歯の質を弱くすることもあります。

　妊娠による口腔内環境を変化させる要因について、もう少し詳しく説明していきます。

妊娠中の口腔内

- ●歯肉の炎症
- ●口のネバネバ感
- ●口の中の酸性化
- ●プラークコントロール不良

　　　　　　　　　　　など

1 妊娠によるホルモンの変化

　妊娠により、脳下垂体、胎盤、卵巣から分泌されるホルモンは大きく変化します（図2-1、2-2）。いずれも妊娠を継続し、胎児の成長のため、さらに、赤ちゃんを育てるお母さんの準備に必要な変化です。

　女性ホルモンの分泌量が増え、その影響により、口腔内で歯周病の原因菌が増えやすくなります。さらに、エストロゲン（卵胞ホルモン）やプロゲステロン（黄体ホルモン）の上昇は、インシュリン抵抗性を増大させ、妊娠に伴う高血圧や糖尿病につながり、さらに、免疫力低下につながることがあります。

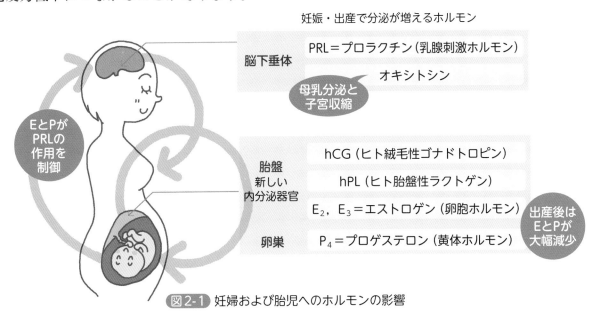

図2-1 妊婦および胎児へのホルモンの影響

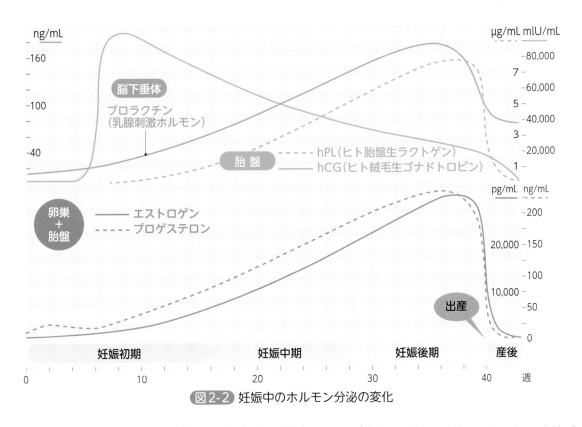

図2-2 妊娠中のホルモン分泌の変化

（図2-1、2　出典：鶴川台ウィメンズクリニック https://www.tsurukawadai.jp/）

妊婦さんに必要な栄養

2 妊婦さんは歯の病気になりやすい

歯周病から赤ちゃんを守れ

歯科検診のすすめ

生まれる前に歯を治しておこう

産後こそケアを

丁寧なケアが難しい時のお手入れ

2 免疫反応の変化

　妊娠により、胎児に栄養供給や酸素を供給するために、血液量の増加が起こります。さらに、血管の壁が弱くなり、血管内の血液成分が血管の外に出たり、血管の外の細菌などが血管内に入り込む血管透過性の亢進も起こり、歯肉の炎症が見られるようになります。それに加え、胎児を誤って異物と判断しないように、母体の免疫反応が低下傾向になります。母体は歯肉に侵入した細菌に対する抵抗力が弱まり、妊娠関連歯肉炎に罹患したり、妊娠性エプーリス（20頁参照）が形成されることがあります。

3 栄養摂取

　母体内での胎児の発育には多数の栄養素が必要であり、そのすべては、母体のみから供給されます。そのため、お母さんにとっては、通常以上の栄養供給が必要になります。特に、カルシウムが不足した場合は、母体の骨から一時的に供給されることがあります。しかし、母体の歯から供給を受けることはありません。なぜなら歯には代謝機能がないからです。

　妊娠中に歯の質が弱くなると感じるのは、つわりによる嘔吐、食生活の変化、口腔ケアを十分に行うことができないなどの口腔環境の悪化などが、影響するからです。ということは口腔内を清潔に保つことで、歯の質が弱くなることを防ぐことができるのです。

　栄養摂取については、胎生数週のときから、乳歯のもとになる歯胚が作られ始め、さらに、永久歯も胎生後期から歯胚がつくられることから、子どもの丈夫な歯のためには、胎児の段階でバランスの良い、栄養素の供給（10頁参照）が必要になります。

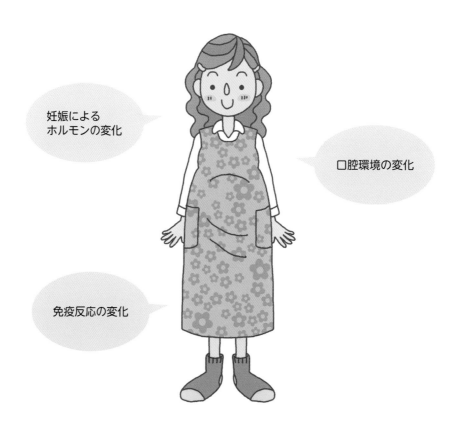

② 妊娠関連歯肉炎

　妊娠関連歯肉炎は、妊娠に伴い発症する歯肉炎のことです。主な症状は、唇頰側の歯の間の乳頭部分（歯間乳頭）の発赤・腫脹および、「出血しやすいこと」です（図2-3）。妊娠中における身体の変化に伴い、歯周病の原因菌の増加やつわりなどで歯を磨くと気持ち悪くなったり、頻繁に食べ物を口にすることにより、口腔内をきれいに保つことができないことが原因になっています。また、妊娠関連歯肉炎を発症する患者さんは、歯ならびに叢生（歯並びがデコボコして悪い状態）を伴っていることが多く、歯磨きが十分できていないことも原因になっていると考えられます。

　妊娠前に歯周病に罹患していたお母さんは、治療が進んでいない場合、妊娠中に悪化し、歯肉だけだった炎症が歯を支える骨の減少にまで進み、歯の動揺や歯肉の強い炎症に進行してしまう可能性があります。

　むし歯同様、妊娠を考えた際には、妊娠前に「身体の入口」である口の中の検診と必要な治療を受ける必要があります。

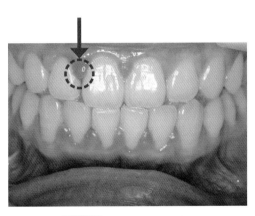

図2-3 妊娠関連歯肉炎

●妊娠関連歯肉炎のポイント

原因　●ホルモン変化
　　　●歯肉炎の原因菌の増加
　　　●免疫力の低下
　　　●口腔ケア不足
対策　●プラークコントロール
　　　　セルフケア：歯磨き、うがい
　　　　プロフェッショナル：歯医者さんでのクリーニング

1 妊婦さんに必要な栄養

2 妊婦さんは歯の病気になりやすい

3 歯周病から赤ちゃんを守れ

4 歯科検診のすすめ

生まれる前に歯を治しておこう

産後こそケアを

丁寧なケアが難しい時のお手入れ

③ 妊娠性エプーリス

妊娠性エプーリスとは、妊娠中に口腔内の粘膜、特に歯肉に局所的に生じる「良性の首のあるしこり」のようなものです（図2-4）。発生頻度は、1〜5％と低いとされています。女性ホルモンの増加によって歯肉のコラーゲンが増殖したものと考えられていますが、発生機序については、まだ不明です。妊娠中期に発生することが多く、出産後には消失するものがほとんどです。

歯の間の乳頭部分（歯間乳頭）にできやすいとされています。初期の段階で、歯間乳頭の先端が他の歯肉より赤や赤紫に変化し、乳頭の先とその他の部分に境目のようなものができた段階（図2-5）で歯科医院を受診し、歯の周囲や歯肉の中の歯石を取り除き、その後、プラークコントロールに気を付けることで、エプーリスに進行することを防ぐことができる可能性があります。

妊娠性エプーリスは一度できてしまうと、歯ブラシなどが当たっただけで出血してしまうことが多く、生活に支障がある場合や大きい場合などは、自然消失する前に、歯肉に局所麻酔をしてレーザーなどで取り除くこともあります。

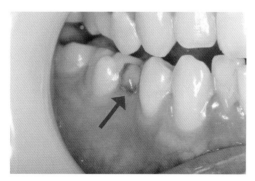
図2-4 エプーリス

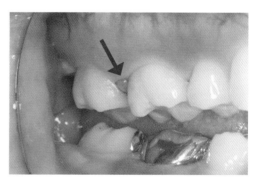
図2-5 エプーリスの初期段階

●妊娠性エプーリスのポイント

原因	●女性ホルモンの増加、プラーク
対策	●プラークコントロール

3 歯周病から赤ちゃんを守れ

健康な赤ちゃんを生むために、歯周病を理解しておく必要があることを説明します。

1 妊娠関連歯肉炎・歯周炎のリスクについて

妊娠関連歯肉炎・歯周炎とは、妊娠に伴い発症する歯肉炎・歯周炎のことです。もちろん、妊娠前から歯周病に罹患している場合には、その症状は妊娠に伴いさらに悪化します。歯間乳頭の発赤・腫脹とそれに伴う歯肉からの出血が特徴になります。慢性的な炎症が続くと、増殖も加わりエプーリスが認められることもあります。

妊娠中は、ホルモンのバランスの変化から、口腔内に歯周病の原因となる細菌が増殖しやすくなります。唾液のネバつきにより、本来、唾液がもっている口腔内の自浄作用も減少します。

さらに、免疫反応が低下するころから、血管の透過性が増加します。

歯肉の炎症により、血管の壁が弱くなることから、口腔内の細菌が血管に侵入し、血液内で増殖します。また、炎症が起った部位で産生される化学物質（ケミカルメディエータ）は、歯肉のもろくなった血管から子宮に運ばれ、子宮の収縮をもたらす作用があり、子宮の収縮により子宮内の胎児の成長に影響するだけでなく、早産につながることがあります。

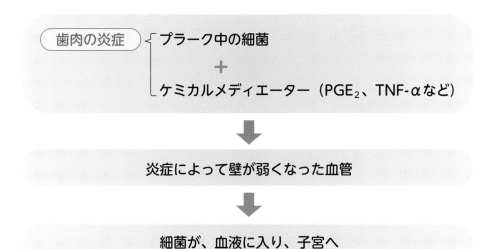

1 妊婦さんに必要な栄養

2 妊婦さんは歯の病気になりやすい

3 歯周病から赤ちゃんを守れ

4 歯科検診のすすめ

生まれる前に歯を治しておこう

産後こそケアを

丁寧なケアが難しい時のお手入れ

❷ 早産・低体重児出産と歯周病との関係

　早産とは、日本では、妊娠22週0日から妊娠36週6日までの出産のことをいいます。また、低出生体重児とは、2,500g未満で出生した赤ちゃんのことであり、近年、その割合は増加傾向にあります。低出生体重児として生まれた場合、呼吸機能など臓器が未熟なこともあります。また、将来的に肥満などの生活習慣病になりやすいという報告がされています。

　早産や低体重児出産の要因として、喫煙や飲酒が取り上げられていましたが、近年、歯周病との関連が注目されるようになってきました。歯周病により産生されたケミカルメディエータ（PGE_2やTNF-α）などが、歯肉の弱くなった血管から入り込み、子宮の収縮を起こすと考えられています。

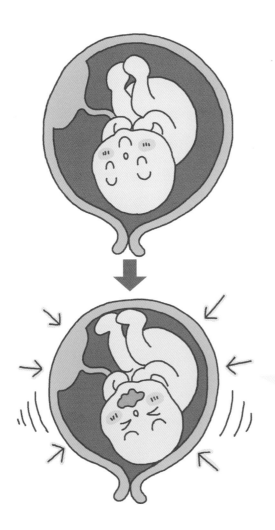

炎症によって、増加した
ケミカルメディエーター
が子宮の収縮を起こし、
早産・低体重児出産に
つながることがある

③ 妊娠前の歯周病の予防がとても大切

　妊娠中は、女性ホルモンの増加、インシュリン抵抗性の増加、免疫力の低下など、母体の変化が起こります。さらに、つわりに伴う嘔吐や食事回数の増加により、口腔内のプラークコントロール（歯ブラシなどの口腔清掃器具、歯磨剤や含嗽剤などで口腔内のプラークを減少させる）が難しくなり、歯周病に罹患しやすくなります。

　妊娠に伴う妊娠関連歯肉炎や妊娠性エプーリスは、プラークコントロールをきちんと行う方法を取得・実践することで多くは予防することができます。妊娠前から歯周病に罹患していると、妊娠に伴い、その症状はさらに悪化してしまいます。

　妊娠前に、歯周病の検診と治療を受けることをおすすめします。妊娠安定期には、歯科治療を行うことはできますが、歯周病の治療には、辛い治療もあり、妊娠中にはできるだけ避ける方が良いと考えられています。また、妊娠中の歯周病の悪化は、胎児の成長に悪影響をもたらし、子宮の異常収縮などによる早産・低体重児出産につながることもあります。妊娠前に歯周病の治療や予防を行うことでリスクを取り除くことも大切です。

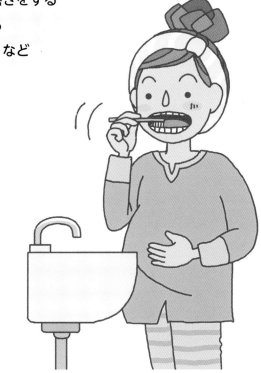

自分でできること
（セルフケア）

歯周病の予防

歯科医院で行うこと
（プロフェッショナルケア）

- ●口の中に関心を持つ
- ●しっかり歯磨きをする
- ●体調を整える

　　　　など

- ●定期健診・検診
- ●歯石の除去・クリーニング
- ●フッ素塗布
- ●ブラッシング指導

　　　　など

4 歯科検診のすすめ

　妊娠中はホルモンバランスの変化から、口腔環境が悪くなります。よって、今までと同じ口腔ケアを行っていても、むし歯や歯周病に罹り、すでに罹患している場合は進行することがあるので、注意が必要です。第1章で述べたように、妊娠を維持するためにはバランスの取れた栄養を口から摂取することが重要です。そのためには何でも食べることができるように、口腔環境を整えておく必要があります。自分では上手に磨けていない箇所があるのか、歯科医院を受診して専門家に確認してもらうのがよいでしょう。

　この章では、妊娠期の口腔管理の方法について述べます。

1 口腔管理

　妊娠すると、唾液の分泌量が減ってねばり気が強くなり口腔内の自浄作用が低下し、さらに酸性度が増すので、歯が溶けやすくなります。さらに、妊娠前期ではつわりの影響による嗜好の変化により、酸性の食材を好むようになったり、歯磨き粉を使うと気分が悪くなったり、歯ブラシを口腔内に挿入することで吐き気をもよおすこともあります。妊娠後期では、増大した子宮が胃を圧迫して1回の食事摂取量が減り、頻回に食事をとるようになり、口腔内がショ糖にさらされる時間が多くなるため、むし歯になる確率が高くなります。

　つわりで歯を磨くことが困難なときは、歯ブラシのヘッドの大きさを変えてみるのもよいでしょう（図4-1）。小さくすることで違和感を少なくすることができますが、歯磨きに時間がかかります。逆に大きくすると、違和感は大きくなりますが、短時間で磨くことができます。自分にはどちらの磨き方が合っているのか試してみるとよいでしょう。

よく使われる基準は、奥歯と同じ幅・2本分の長さ

今使いなれた歯ブラシを基準に、それより小さい方が違和感が少なくなるかどうかためしてもよい

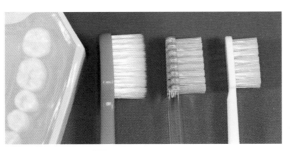

図4-1 歯ブラシのヘッド
左から　歯の模型、大、中、小サイズ

歯磨き粉の薬効はむし歯や歯肉の炎症の予防の手助けになりますが、嗜好の変化により使うことができなくても、しっかり歯ブラシを歯面に当てて磨くことで汚れを取ることはできます。気分が悪くなるため歯ブラシを口腔内に入れることができなければ、食後すぐに強めのブクブクうがいをして、口腔内に食べカスを残さないようにしましょう（表4-1）。

表4-1 つわりの時の歯磨きのポイント

① 1日のうちでつわりが軽く体調の良い時に磨く

② "ぶくぶくうがい"を十分に行う
フッ化物やクロルヘキシジン含有の洗口剤の使用がお勧めですが、
お茶やお水でもかまいません。

③ 歯磨剤を使用しない
嘔吐感がある方は使わないで磨いてもかまいません。

④ 歯ブラシのヘッドが小さめのものにする
ヘッドは小さく、毛は少し軟毛が違和感が少ないです。

⑤ 歯ブラシは小さく動かす

⑥ 顔を下に向けて磨く
唾液が口腔内にたまって気持ちが悪い時は、吐き出しながら磨きましょう。

⑦ "ながら磨き"をする
入浴中やテレビを見ながらなどリラックスした状態で磨きましょう。

女性ホルモンの増加により、今までと同じように磨いても、歯肉から出血しやすくなります。お口の健康状態を自分でチェックして、何かトラブルを発見したら歯科受診をしましょう（表4-2）。自分の口腔内の状況や、歯磨きの仕方などを、歯科医院でしっかり確認してもらうのが良いでしょう。自分では磨きにくい個所の清掃をしてもらい、出産前に口腔環境を整えておきましょう。

表4-2 お口の健康状態をセルフチェック

□ 口臭が気になる　　　　　　　□ 治療した歯が沢山ある
□ 口の中がネバネバする　　　　□ フロスがひっかかる
□ 歯を磨くと血が出る　　　　　□ 甘いもの、冷たいものがしみる
□ 歯ぐきが赤く腫れている

1 妊婦さんに必要な栄養
2 妊婦さんは歯の病気になりやすい
3 歯周病から赤ちゃんを守れ
4 歯科検診のすすめ
生まれる前に歯を治しておこう
産後こそケアを
丁寧なケアが難しい時のお手入れ

② 母子手帳の活用

　妊娠すると保健所で、母子健康手帳が配布されます。母子健康手帳には、母体の状態や胎児の発育の記録だけでなく、口腔環境の記載をするページがあります（図4-2）。

　治さなくてはいけない「むし歯」があるのかないのか、ある場合には何本あるのか。「歯肉の炎症」があるのかないのか、ある場合には、治療の必要があるのか、自己管理で様子を見てよいのかなど、記載できるようになっています。妊娠すると口腔環境が悪くなりますので、歯科健診を受けて自分の口腔内の現状をしっかり把握し、必要であれば歯科受診をして治療を受けましょう。

　また、市区町村によっては、会員の歯科医院にて無料で健診を受けられるチケットを配布することもありますので、積極的に活用するようにしましょう。

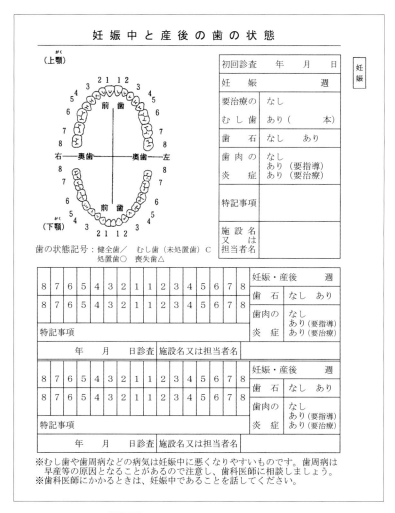

図4-2 母子健康手帳のページ見本

(厚生労働省:母子手帳の様式について;省令様式、14頁. https://www.mhlw.go.jp/file/06-Seisakujouhou-11900000-Koyoukintoujidoukateikyoku/s2016_10.pdf)

③ 妊娠中の歯科治療

　妊娠中は口腔環境が悪化傾向にあり、むし歯や歯肉の炎症が進行しやすくなりますが、胎児への影響を考慮して、出産してから歯科治療を受けようと考えているお母さんが多くみられます。

　しかし、核家族化が進み赤ちゃんを預けられる家族が家にいない、出産後1か月は感染予防のために赤ちゃんを外に連れ出せない、3時間おきの授乳が必要など、赤ちゃん中心の生活になり自分のための時間を作ることが難しくなります。口腔内にトラブルが発生した時は**妊娠中でも歯科治療は受けられますので歯科医院を受診しましょう。**

　妊娠の安定期（中期）であれば胎盤が完成し胎児も安定しているので、抜歯なども可能になります。積極的に歯の治療を行い口腔環境を整えて、出産時に口腔内のトラブルが発生しないようにしておきましょう。

　妊娠後期では子宮が増大し、ユニットに長時間座ることも困難となるので、体調に合わせた無理のない体勢や診療時間を相談するようにしましょう。

　また、予定日ギリギリまで仕事をしたり里帰り出産などで治療期間に制限がある方は、中途半端な治療にならないように最初に予定を伝えておくことも大切です。余裕をもって歯科治療を受けられるようにしましょう。

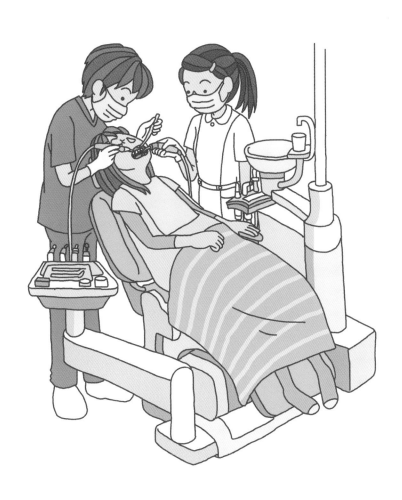

1 妊婦さんに必要な栄養

2 妊婦さんは歯の病気になりやすい

3 歯周病から赤ちゃんを守れ

4 歯科検診のすすめ

生まれる前に歯を治しておこう

産後こそケアを

丁寧なケアが難しい時のお手入れ

5 生まれる前に 歯を治しておこう

　妊娠自体は病気ではありませんが、時期によっては使う薬剤などの注意が必要な場合がありますので、歯科を受診するときは、妊娠していることを告げましょう。

　この章では、お母さんが妊娠中に歯科治療を受けることによって、胎児へ悪影響を及ぼすのではないかと心配する事項3点について述べます。

❶ エックス線のリスクについて

　歯の治療を行う前に、むし歯の進行程度や骨の中の状態を診断するためには、エックス線撮影が必要になります。エックス線撮影→放射線の被ばく→胎児への影響→催奇形性と連想し、不安になる方も多いかもしれません。しかし、歯科でのエックス線撮影では、照射方向が顎になりますので、放射線がお腹に向かうことはありません。また、ICRP（International Commission on Radiological Protection：国際放射線防御委員会）では「過剰な防護の必要はない」と提言していますが、妊婦に対してエックス線撮影を行うときには、胸部〜腹部にかけて鉛の防護エプロンを着用するので、胎児への影響は無視できるレベルであると考えられています。

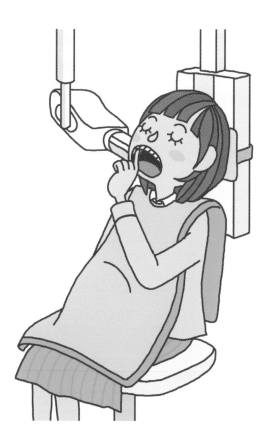

顎への照射で
お腹に放射線は
向いていない

ICRPでは
「過剰な防護の必要はない」
と提言

胸〜腹部にかけて
防護エプロンを着用

胎児への影響は
無視できるレベルと
考えられている

私たちは日常生活においても自然界に存在する放射線を浴びています。この放射線を「自然放射線」といい、日常生活をする中で知らず知らずのうちに浴びることを「自然被ばく」といいます。日本での自然被ばくによる1年間の自然放射線量は平均2.1ミリシーベルトといわれています。歯科用エックス線写真撮影では、歯科口腔内（デンタル）撮影1枚では約0.01ミリシーベルト、歯科パノラマ撮影1枚では約0.03ミリシーベルトとなります（図5-1）。日本での1年間の自然放射線量に換算すると、それぞれ210枚と70枚に相当しますので、歯科用のエックス線撮影では胎児への影響がほとんどないことがわかると思います。歯科治療の際に的確な診断を行うためにも必要な処置なのですが、心配であれば担当の先生と妊娠中の治療内容について相談しましょう。

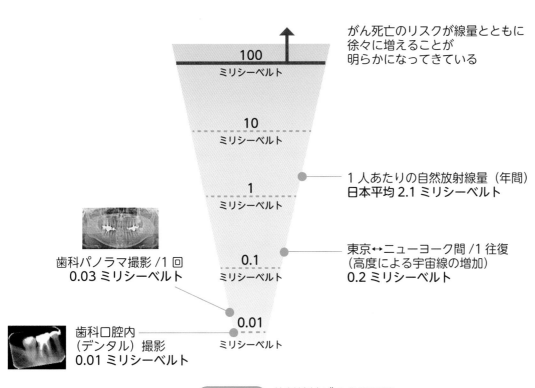

がん死亡のリスクが線量とともに
徐々に増えることが
明らかになってきている

100
ミリシーベルト

10
ミリシーベルト

1
ミリシーベルト

1人あたりの自然放射線量（年間）
日本平均 2.1 ミリシーベルト

0.1
ミリシーベルト

東京↔ニューヨーク間/1往復
（高度による宇宙線の増加）
0.2 ミリシーベルト

0.01
ミリシーベルト

歯科パノラマ撮影/1回
0.03 ミリシーベルト

歯科口腔内
（デンタル）撮影
0.01 ミリシーベルト

図5-1　放射線被ばくの早見図

国立研究開発法人　量子科学技術研究開発機構（放射線医学総合研究所ホームページ
(https://www.nirs.qst.go.jp/data/pdf/hayamizu/j/20180516.pdf) より改変)

1 妊婦さんに必要な栄養

2 妊婦さんは歯の病気になりやすい

3 歯周病から赤ちゃんを守れ

4 歯科検診のすすめ

5 生まれる前に歯を治しておこう

産後こそケアを

丁寧なケアが難しい時のお手入れ

② 麻酔のリスクについて

　むし歯が大きくて治療に痛みを伴うと診断した時は、麻酔を併用することにより痛みを伴わないようにします。歯科治療で使用する麻酔薬は、無痛分娩や帝王切開で使用するものと同様の薬剤です。歯科治療で使用する際は局所麻酔といって、局所に留まって作用し局所で分解されます。さらに、歯科治療で使用するカートリッジは1.0mLと1.8mLと少量であるので、通常の使用量（1～2本）であれば胎児への影響はありません。

　歯科治療で主に使用する、2％塩酸リドカイン（歯科用キシロカイン®、オーラ注®）、3％塩酸プロピトカイン（歯科用シタネスト・オクタプレシン®）、3％塩酸メピバカイン（スキャンドネスト®）は、通常の使用量であれば妊娠全週において問題なく使用できるとされています。しかし、高血圧の患者さんによく使われる歯科用シタネスト・オクタプレシンは、添加されているフェリプレシン（血管収縮薬）に軽度の子宮収縮作用があるため、妊娠後期には使用することができません。

　麻酔を使わずに、痛みを我慢して治療を受けるストレスは、母体や胎児にとって大きな負担となります。妊娠期に対応した麻酔薬を使用しますので、安心して治療を受けるようにしましょう。

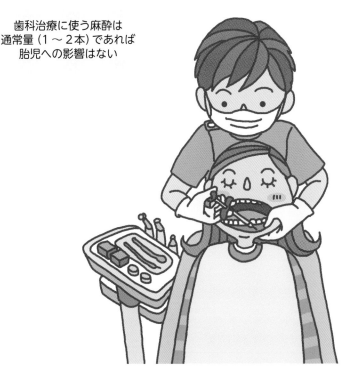

歯科治療に使う麻酔は
通常量（1～2本）であれば
胎児への影響はない

ただし、高血圧の患者に使う
"シタネスト・オクタプレシン"
は妊娠後期には使えない

歯医者さんは
妊娠期に対応した
麻酔を使うので
無理して痛みを
我慢しない

③ 服薬のリスクについて

　妊婦に対して安全であると確立されている処方薬はありません。しかし、治療後に疼痛や炎症が発症すると予測されたときに、それらの症状を消失、軽減するために最小限の薬剤を投与します（有益性投与）。胎児の中枢神経や臓器・器官が発生・形成される妊娠初期の4〜7週目は特に注意が必要ですが、本人も妊娠に気づきにくい妊娠3週までは「all or noneの法則」と言われ、胎児に影響のある薬剤を服用しても着床しないか健康児として出産されると言われています。しかし、出血を伴う処置や投薬が必要な処置が必要な場合は、お母さんの全身的な状態も関与しますので、産科の主治医に歯科を受診することを伝えましょう。

　一般的に歯科で処方される抗菌薬は、胎児にも安全性の高いペニシリン系やセフェム系が第一選択となり、これらにアレルギーがある場合にはマクロライド系が第二選択となります。

　鎮痛剤は、非ステロイド系消炎鎮痛薬（NSAIDs）はヒトでは催奇形性は報告されていませんが、妊娠後期では胎児への影響を及ぼす可能性があり、基本的に使用禁止と考えられています。比較的安全に使用できるのはアセトアミノフェノン（カロナール®）であり、産婦人科診療ガイドライン産科編2014にも「鎮痛剤としては妊娠中比較的安全に使用できるアセトアミノフェンが勧められる」と記載されています。ただし、平成24年4月、添付文書に「妊娠後期の婦人への投与により胎児に動脈管収縮を起こすことがある」と追記され、28週以降の投与に注意が喚起されています。そのため、治療上の有益性が高いと判断した場合に疼痛時のみの最低の量を使用するとされていますので、むやみに自己判断で飲むことは避け、産科医や歯科医師に相談をするようにしてください。

産科医に確認しましょう
※これのもとに
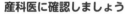❶❷❸があります

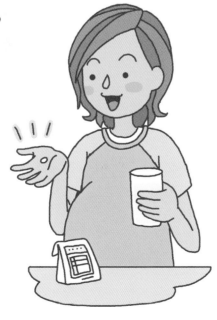

必要最小限に
しましょう
❶

鎮痛剤は消炎作用のない
カロナール®のみ
❷

歯科で処方される抗菌薬
（ペニシリン系、セフェム系）は
通常量であれば問題なし
❸

6 産後こそケアを

　妊娠中は女性ホルモンのバランスが崩れ、お口の中に様々な変化が起きてむし歯や歯肉炎になりやすいですが…実は産後も引き続きケアが必要です。

① 産後も、むし歯や歯周疾患になりやすい？

　出産後は、妊娠中のようなホルモンバランスの崩れは徐々になくなります。しかし、出産後ただちに戻るわけではないので、注意が必要です。

　一方、慣れない赤ちゃんのお世話で、自分のことに時間を費やすことができなかったり、疲れて寝てしまったり、普段のブラッシングが満足にできないままになり口腔清掃がおろそかになります。このことから、むし歯や歯周疾患になりやすいと言えます。妊娠中にむし歯や歯肉炎を放置しているとさらに重篤になりやすいでしょう。

　また、育児ストレスや疲労から自律神経の乱れが起きます。

　緊張して喉や口の中が乾くという経験をしたことはないでしょうか？　これは「緊張する」というストレスによって自律神経の乱れが起こり、唾液量が減少するためです。もともと唾液には、お口の中の汚れをある程度落としてくれる自浄作用というものがあります。しかし、量が減少してしまうとそれが発揮できなくなります。

　出産後に休みなく続く育児はお母さんに気の抜けない緊張状態を作ります。初めてのお子さんならなおさらのことでしょう。このため育児によるストレスが続くと自律神経の乱れが起き、お口の中の環境を悪化させる原因となります。

さらに、赤ちゃんのお世話の「合間に」少しずつ食べるということも多いでしょう。

　一般にお口の中が酸性に傾くとむし歯になりやすいと言われています。酸性になりやすいのは食事直後です。したがって、一日に何回も食事をするとなると、常に酸性に傾いている（むし歯になりやすい）状態を作っていると言えます。

　また、妊娠前からむし歯になりやすく、よく歯科医院で治療を受けていた経験のある方、または放置しているむし歯がある方のお口の中にはむし歯菌が多く存在しています。むし歯菌は治療しても、減ることはあってもなくなることはありません。なるべくこまめにブラッシングをすることが理想ですがなかなか難しいです。糸ようじなど手軽な清掃用具も併用して少しでも口腔内に汚れが停滞しないように心がけるとよいでしょう。

　また、キシリトール入りのガムやグミを摂取することでプラーク（歯垢）がとれやすくなります。キシリトールにはプラークを柔らかくする作用があるためです。

赤ちゃんのお世話で
自分の時間がとれず
口腔清掃がおろそかに

お世話の"合間の"食事で
お口の中が酸性に
傾いたままに

育児ストレスや
疲労による
自律神経の乱れで
唾液が減り
自浄能力がおちる

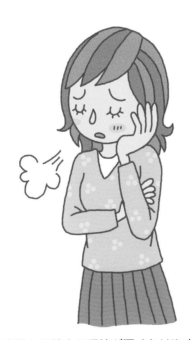

産後も口腔内の環境が悪くなりやすい

1 妊婦さんに必要な栄養

2 妊婦さんは歯の病気になりやすい

3 歯周病から赤ちゃんを守れ

4 歯科検診のすすめ

5 生まれる前に歯を治しておこう

6 産後こそケアを

7 丁寧なケアが難しい時のお手入れ

② 母子伝播について

1 母子伝播とは

　赤ちゃんはむし歯菌ゼロで生まれてきます。お口の中にむし歯菌が存在しないのです。むし歯菌は、歯などの硬い組織がないと存在できないので、歯の生えていないお口の中にはいないのです。

　むし歯菌はどこからやってくるのでしょうか。実は、離乳食なのです。お母さん（家族）が普段離乳食をお子さんに与えるとき、フーフーと息をかけて冷ましたり口をつけて温度を確認したりすることがあります。その息の中や口の周りにむし歯菌がいるのです。このように、むし歯菌の最初の一歩は、離乳食を与えるお母さん（家族）から移ることがほとんどです。これを「母子伝播」といいます。

2 感染の窓

　子どもにはむし歯に感染しやすい時期があります。それは「感染の窓」と呼ばれており、生まれてから13歳頃までに3回あると言われています（図6-1）。

　1回目は1歳7か月から2歳6か月頃です。乳歯が生え始める時期から生える頃です。

　2回目は5歳6か月から6歳頃、これは6歳臼歯（大人の歯）が生える頃です。

　3回目は12歳から13歳頃、これは12歳臼歯が生えそろう頃です。

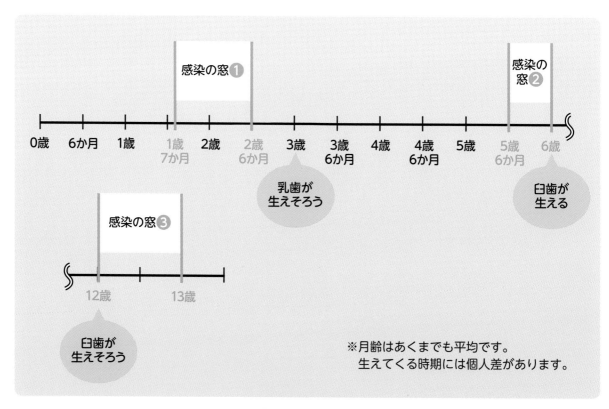

図6-1 感染の窓

3 感染を防ぐには

ではどうやって防いだらよいでしょうか。

①お子さんのスプーンやお箸、食器を別にしましょう。
②離乳食は息を吹きかけて冷ますのではなく自然に冷ますようにしましょう。
③食べ物を親の口でかみ砕いて食べさせないようにしましょう。
④うがい用のコップも別々にしましょう。
⑤お母さん、お父さんの口の中のむし歯菌を減らす努力をしましょう。

　まずなによりも⑤が大切です。むし歯菌はむし歯を治せば消えるわけではありません。数が減るだけです。ましてや、放置してあるむし歯があればそのまわりには活動が活発になっている菌がたくさんいます。お子さんとスキンシップをとるための準備として、家族皆のむし歯をしっかり治しましょう。そして清潔なお口の状態を継続するためには口腔清掃はとても重要なことです。

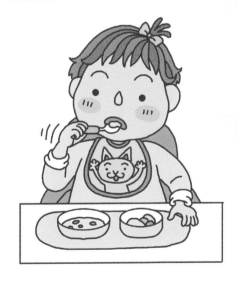

食器は
パパ、ママと別々に

うがいの
コップも別

離乳食は
自然に冷ます

パパ、ママの
お口をきれいに！

親の口で
かみ砕かない

1 妊婦さんに必要な栄養

2 妊婦さんは歯の病気になりやすい

3 歯周病から赤ちゃんを守れ

4 歯科検診のすすめ

5 生まれる前に歯を治しておこう

6 産後こそケアを

丁寧なケアが難しい時のお手入れ

7 丁寧なケアが難しい時のお手入れ

① 望ましいふだんのケア

　理想的な歯磨きのタイミングとして、食直後に磨くのが大切です。そして、歯磨き剤の量は、フッ素入りやキシリトール入りの歯磨き剤を2cmくらい使用しましょう。

　磨き終わったら、一度お口の中の唾液を吐きだしてから15mLくらい（ペットボトルのキャップ2杯分）の水でうがいをしましょう。ふだんの、水をたくさん含みくりかえし行ううがいでは、せっかくのフッ素が全部流れてしまいます。

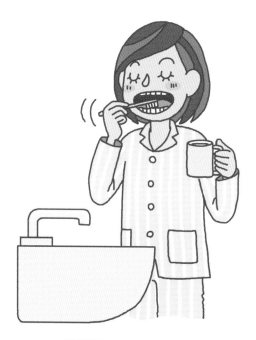

図7-1 夜寝る前に磨く

② 丁寧なケアが難しい時のお手入れ

1 産後

　赤ちゃんのお世話で手が回らない場合は、なるべく唾液をたくさん出すようなものを口にするとよいでしょう。たとえばキシリトール入りのガムを噛むことをお薦めします。キシリトールはプラーク（歯垢）を柔らかくする作用があり、うがいや歯ブラシでの清掃がしやすくなります。

　また、寝る前の歯磨きが一番大事なので、夜は必ず磨くように心がけましょう（図7-1）。寝てる間に体温が一番高くなり、むし歯菌の活動も活発になります。お口の中の汚れを最小限にしましょう。

　さらに、時間を作って歯科医院で歯科医師や歯科衛生士によるプロフェッショナルケアをしてもらうのもよいでしょう（図7-2）。

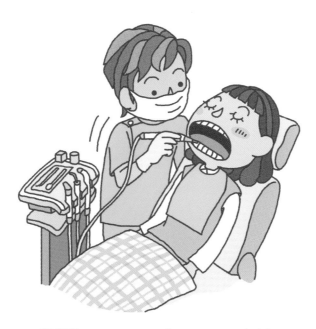

図7-2 歯科医院でのプロフェッショナルケア

1 妊婦さんに必要な栄養

2 妊婦さんは歯の病気になりやすい

3 歯周病から赤ちゃんを守れ

4 歯科検診のすすめ

生まれる前に歯を治しておこう

産後こそケアを

7 丁寧なケアが難しい時のお手入れ

2　赤ちゃんのお口のケア

　前項でも書いたように、生まれたばかりの赤ちゃんの口の中にはむし歯菌はいません。

　だからといって磨かなくてよいわけではありません。汚れ（歯垢）が付くと口の中が酸性に傾き、歯を溶かしていきます。

　「子どもの歯磨きはいつからすればよいですか？」という質問をよくされますが、歯磨きは1本目の歯が生え始めた時から開始しましょう。母乳でも十分汚れが付きます。しかし、いきなり歯ブラシを使用すると嫌がることが多いので、清潔なティッシュやガーゼを指先に巻いて、爪を立てるように拭きましょう。歯ブラシは歯の本数が増えてきたら徐々に慣れさせるようにしましょう。

　歯を磨いてあげるときは頭を固定させるために正座をしたひざの上にあおむけに寝かせて「寝かせ磨き」をします（図7-3）。この時、力加減に気を付けてください。

　また、上唇小帯という上の前歯に張り出しているすじ状の部分に歯ブラシが当たっても歯みがきを嫌がることがあります。すじに直接歯ブラシを当てると痛がり、歯ブラシを嫌がるようになります。保護者の指でしっかりと上唇をめくり、小帯（すじ）が見えるようにします（図7-4）。その後、すじをさけて一本ずつ磨くようにします。

　さらに、歯肉にも強く歯ブラシが当たらないように注意しましょう。

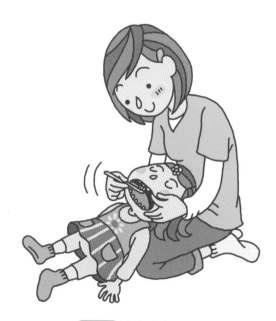

図7-3 寝かせ磨き

また大切なことなのですが、歯が生えてくる前から、お母さんが赤ちゃんの顔や口の中をさわる習慣をつけましょう。

　出生後半年くらいは乳首以外のものは舌で押し出してしまいますが、だんだん指しゃぶりや、目についたものをなめる・しゃぶる行動を見せ始めます。この頃は体の中で、口唇や口の中が最も敏感なところとなっています。歯磨きの準備の意味でも、口の周りや口の中をさわられるのに慣れておくことが大切です。はじめは手足や、口の周り、頬を優しくなでるようにさわってあげ、それに慣れたら、口の中を清潔な手で軽くふれたりするのもよいでしょう。こうして口の中をさわられることに慣れていれば、ガーゼ磨きや歯ブラシを口に入れることがスムーズにできるようになります。

　母乳を与えた後に、清潔なガーゼやティッシュをまいた指で歯ぐきをなでるようにぬぐいましょう。赤ちゃんに「食事の後には口の中を清潔にする」ことを認識させるためです。赤ちゃんの頃から顔や口の中をさわられ慣れていない子は歯ブラシを嫌がる傾向にあるようです。ぜひこれらの習慣を身につけるようにしてください。

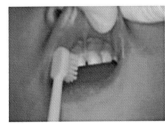 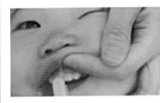

（（公社）日本小児歯科学会HP.こどもたちの口と歯の質問箱
（http://www.jspd.or.jp/contents/main/faq/faq02.html）より転載）

図7-4　上唇小帯に気を付けて磨く

1　妊婦さんに必要な栄養

2　妊婦さんは歯の病気になりやすい

3　歯周病から赤ちゃんを守れ

4　歯科検診のすすめ

5　生まれる前に歯を治しておこう

6　産後こそケアを

7　丁寧なケアが難しい時のお手入れ

お母さんと赤ちゃんの　気をつけたいこと・できること　チャート

	お母さん
	お口・（からだ）

	★毎日の歯磨き・丁寧なお口のケア ★定期的な歯科健診	★むし歯の治療	★歯周病の治療	
妊娠を希望されてから				妊娠前に歯周病の健診と治療を受けておきたい
妊娠前期		妊娠初期・後期には積極的な治療を避ける		★服薬 妊娠中および授乳中は自己判断で服用せず、産科や歯科の医師に相談する
妊娠中期		妊娠関連歯周炎で歯肉の腫脹・出血あり。気にせず磨く。／症状があれば歯科医院へ		
妊娠後期	後期は体調を見ながら			
生後				
1か月				
3か月				
6か月				
1歳				

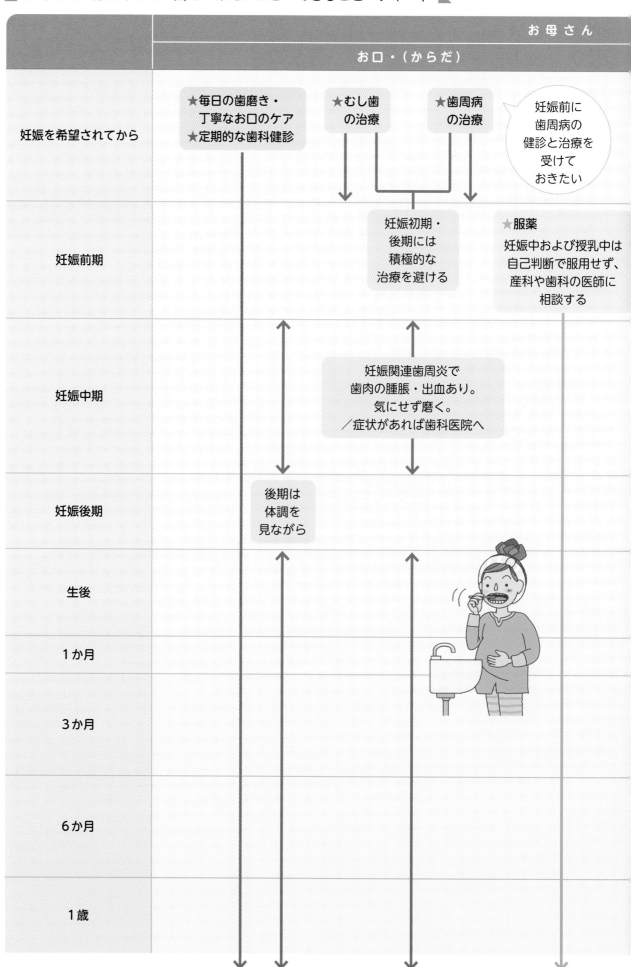

栄　養	赤ちゃん	
★アルコール、タバコを控える。	（妊娠6週目くらいから乳歯ができ始める）	
●普通の食事でよい（水分はよくとる）		
●必要な栄養素をしっかりとる（食べすぎに注意）	（妊娠4〜5か月目くらいから永久歯ができ始める）	
●バランスのよい食生活を心がける（すこしずつこまめに）		
	★お母さんや周囲の人たちからの、むし歯や歯周病の原因菌の感染を防ぐ	
	★歯が生える前に… ●口の周りや口の中をさわられることに慣れさせておく。 ex）授乳ガーゼで歯ぐきをぬぐう等	
	★歯が生え始めたら ●ティッシュやガーゼでよごれをぬぐいとる ●甘い飲食物をさける	
	●歯が増えてきたら徐々に歯ブラシに慣れさせる	

あとがき

　「妊娠したら歯医者さんに行けない」とか「妊娠したら歯が一本なくなる」と言われている時代がありました。また「むし歯は子どもに遺伝する」とも。これらは迷信のように親から子へと伝えられていました。

　しかし現代では、様々な研究や歯科医師と産婦人科医師の連携により、妊娠中のお口の状態が具体的にどのように、出産や産後、そして赤ちゃんに影響を与えるのかがわかってきています。そして、妊娠中でも歯科受診が可能であり、出産毎に「歯がなくなる」わけではないこともわかっています。また、お母さん達のちょっとした意識の変化でむし歯になりにくい環境でお子さんを育てることも可能になりました。

　本書をお読みいただき、改めてご自分と生まれてくる赤ちゃんのお口のケアについて一考するきっかけになっていただければと思います。

代田　あづさ

執筆者一覧

田村文誉 （日本歯科大学　口腔リハビリテーション科）

昭和大学歯学部卒業

博士（歯学）

昭和大学歯学部口腔衛生学教室

アラバマ大学歯学部補綴学生体材料学教室留学

日本歯科大学　教授

日本障害者歯科学会　理事、指導医・認定医

代田あづさ （日本歯科大学附属病院）

日本歯科大学歯学部卒業

博士（歯学）

日本歯科大学附属病院総合診療科　講師

日本歯科大学附属病院マタニティ歯科外来長

　　スペシャルニーズセンター

日本歯科保存学会　専門医、評議員

児玉実穂 （日本歯科大学附属病院）

日本歯科大学歯学部卒業

博士（歯学）

日本歯科大学附属病院口腔リハビリテーション科　講師

日本歯科大学附属病院マタニティ歯科外来

日本老年歯科医学会　認定医・指導医

日本障害者歯科学会　認定医

鈴木麻美 （日本歯科大学附属病院）

日本歯科大学歯学部卒業

日本歯科大学大学院歯学研究科修了　博士（歯学）

日本歯科大学歯周病学教室

東京医科歯科大学大学院医歯学総合研究科修了　博士（医学）

日本歯科大学附属病院総合診療科　准教授

日本歯科大学附属病院マタニティ歯科外来

歯医者に聞きたい　妊産婦のお口のケア

2020年6月12日　第1版・第1刷発行

著　　田村文誉・代田あづさ・児玉実穂・鈴木麻美

発行　　一般財団法人　口腔保健協会

　　　　〒170-0003　東京都豊島区駒込1-43-9

　　　　振替 00130-6-9297　Tel. 03-3947-8301（代）

　　　　Fax. 03-3947-8073

　　　　http://www.kokuhoken.or.jp

乱丁・落丁の際はお取り替えいたします。

印刷・製本／（株）オセロ

©Fumiyo Tamura, et al. 2020, Printed in Japan　［検印廃止］

ISBN978-4-89605-365-4 C3047